Dr P. BRÈS

Aide-Major de 1re classe
de territoriale,
Médecin-Chef de l'Hôpital
du Camp d'Avor.

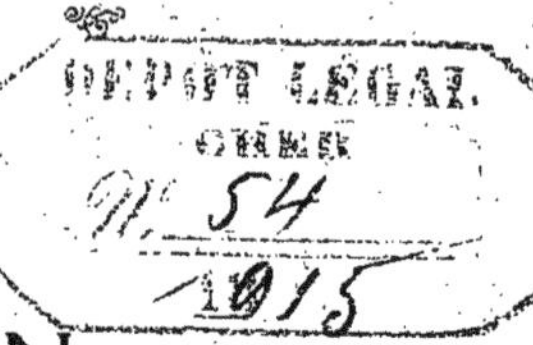

UNE INSTALLATION MÉCANOTHÉRAPIQUE de fortune

PRATIQUE ET PEU COUTEUSE

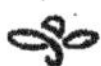

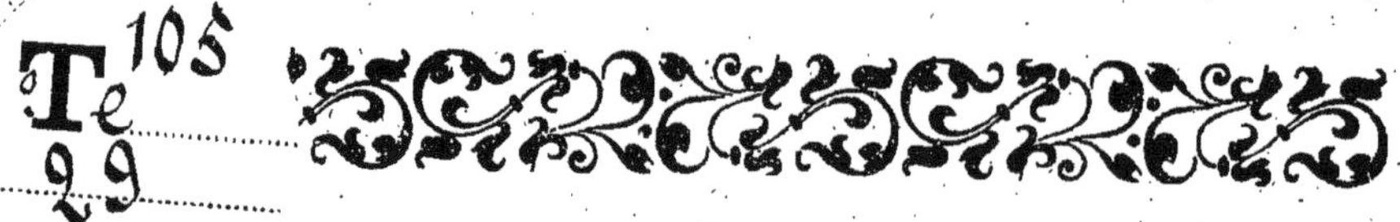

Dr P. BRÈS

*Aide-Major de 1re classe
de territoriale,
Médecin-Chef de l'Hôpital
du Camp d'Avor.*

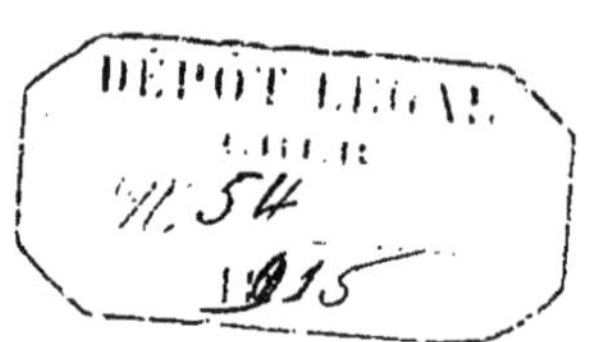

UNE INSTALLATION MÉCANOTHÉRAPIQUE

de fortune

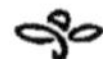

PRATIQUE ET PEU COUTEUSE

UNE INSTALLATION

MÉCANOTHÉRAPIQUE

de fortune

PRATIQUE ET PEU COUTEUSE

Malgré l'excellente mesure prise par le Ministre de la Guerre, consistant à créer des Centres où les hommes trouvent, dans les établissements mécanothérapiques, la guérison ou l'amélioration des infirmités consécutives à leurs blessures, il arrive encore trop souvent que, par manque de place, beaucoup d'hommes restent dans les dépôts sans avoir les soins que réclame leur état, L'encombrement des établissements spéciaux est tel qu'à Bourges, pour 500 places disponibles, près de 1200 demandes d'entrée ont été faites. Les médecins de dépôts se sont heurtés comme nous à l'impossibilité d'évacuer tous leurs malades justiciables d'un traitement mécanothérapique.

L'idée nous est venue de créer au Camp d'Avord, un service de mécanothérapie pour les dépôts de la Brigade d'Artillerie du 20me Corps et le dépôt des Convalescents.

Très encouragé dans cette voie par M. le Médecin Principal Radouan, Directeur du Service de Santé de la 8me Région, et grâce à la bienveillante obligeance de

M. le Général Cointe, Commandant le Camp d'Avord, la tâche nous a été facile.

Notre but était de faire une installation aussi simple, mais aussi complète que possible, très peu coûteuse, étant donnée l'absence de crédits et permettant de traiter 80 à 100 malades en moyenne par jour.

Dans un baraquement, nous avons pu disposer d'une salle claire et aérée mesurant 20 mètres sur 6 mètres. Nous y avons installé les appareils suivants :

1°. — **Sept appareils à traction** selon le modèle imaginé et adopté par les Docteurs Guilleminot et Petit dans le service qu'ils dirigent avec tant de compétence à l'hôpital temporaire n° 17 à Bourges.

Ces appareils se composent simplement (fig. 1 et 2) d'une boîte à claire-voie en bois de 0 m. 35 de longueur sur 0 m. 28 de hauteur, destinée à contenir les poids. Cette boîte glisse le long de deux conducteurs (A et B) en fil de fer, fixés au sol et à leur extrémité supérieure par des pitons. Une poulie en fonte (C) et une cordelette solide terminée par une poignée, complètent l'appareil.

Pour les mouvements des membres inférieurs, la poignée est remplacée par un étrier. Dans la fig. 2, on peut voir une poulie de réflexion fixée au sol. Cet appareil complète celui de la fig. 1.

2°. —**De deux Rouleaux** à pâtisserie, en bois, tournant sur un axe supporté par deux potences en fer fixées au

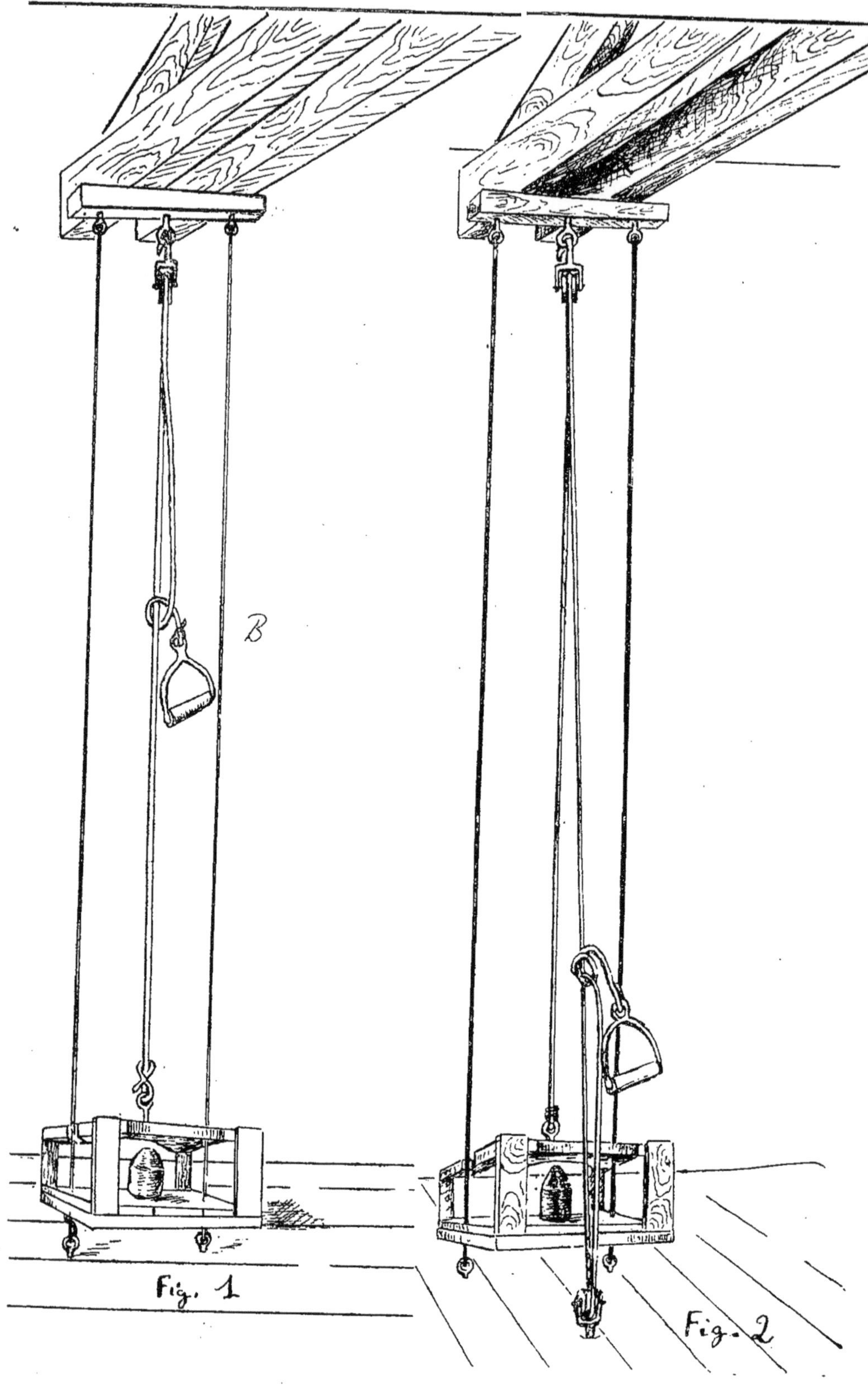

Fig. 1

Fig. 2

mur (fig. 3). Ce rouleau est perforé dans sa partie médiane et, par l'orifice, passe une cordelette dont l'extrémité

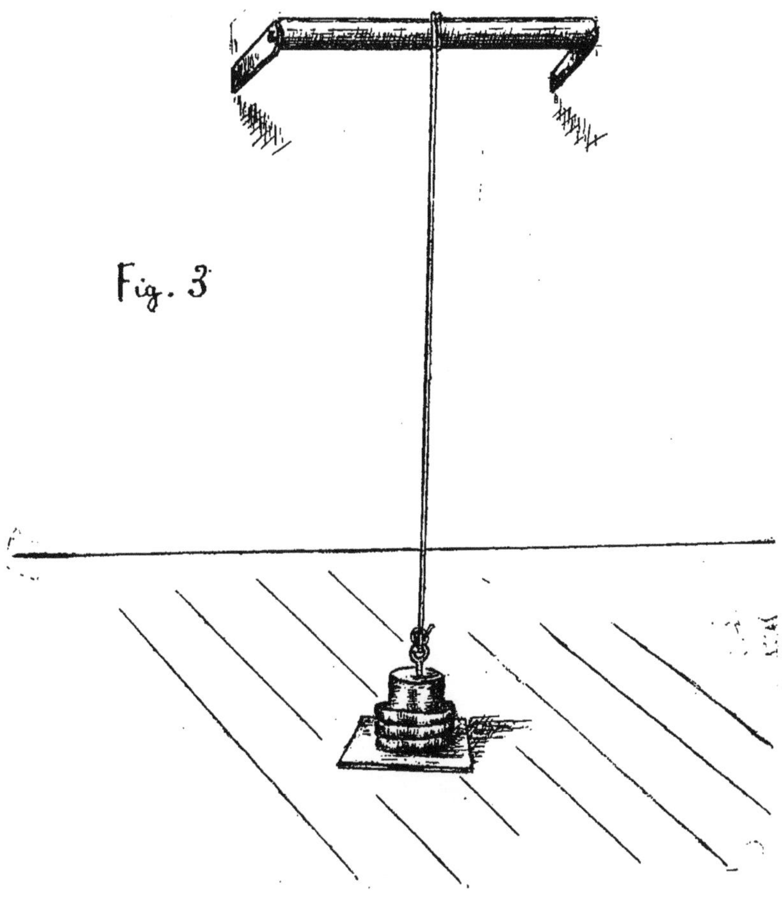

Fig. 3

inférieure supporte un petit plateau de bois sur lequel reposent les poids. Le mouvement consiste à enrouler la

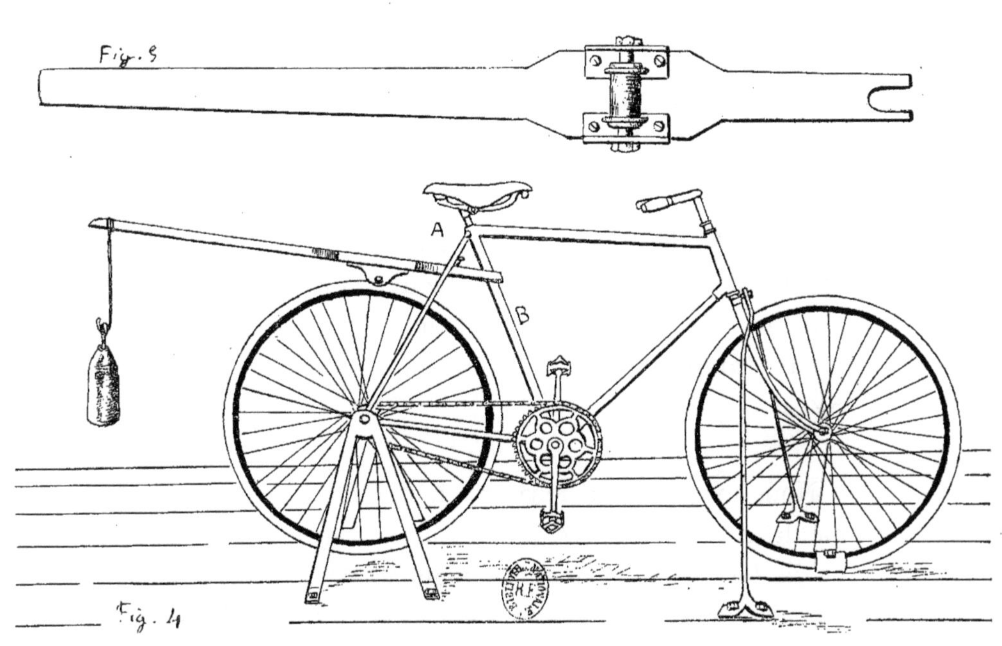
Fig. 5
A
B
Fig. 4

cordelette autour du rouleau, la main appliquée tantôt en pronation, tantôt en supination. C'est encore à l'obligeance des Docteurs Guilleminot et Petit que nous devons de connaître ce petit appareil très simple et qui donne de merveilleux résultats dans tous les cas d'ankylose du poignet, d'atrophie musculaire de la main et de l'avant-bras.

3°. — **D'un Exerciser** genre Sandow ou Zofri que tout le monde connaît.

4°. — **D'une bicyclette** (le manque de crédit nous a obligés à nous ingénier et à trouver des appareils de fortune). Cette Bicyclette est fixée à quelques centimètres au-dessus du sol par un support métallique fig. 4).

Nous avons mis à l'arrière une roue en fer avec un bandage en caoutchouc plein. La résistance est obtenue de la façon suivante : une planche de 3 centimètres d'épaisseur et de 1 m. 20 de longueur et découpée selon la fig. 5 présente une échancrure à une de ses extrémités. La planche passe sous la fourche arrière A et vient s'encastrer par sa partie échancrée dans le montant B. L'extrémité libre supporte le poids. A sa face inférieure, un roulement à billes a été fixé. Comme on peut le voir, fig. 4, le roulement à billes appuie sur le bandage et la résistance peut être facilement variée en augmentant ou diminuant le poids accroché à l'extrémité libre. Ce procédé a l'avantage d'être simple, n'entraîne aucune usure et n'est pas bruyant.

5°. — **D'un pied de machine à coudre.**

6°. — **D'un appareil permettant de faire les mouvements du rameur,** à peu près semblable à celui que l'on trouve aujourd'hui dans les salles d'entraînement et de culture physique.

Comme on peut le voir sur les fig. 6 et 7, l'appareil se compose essentiellement de deux patins légèrement inclinés, munis de glissières sur lesquelles se meut un siège (un siège d'aviateur, dans la circonstance). A une des extrémités de ces patins, se trouvent deux étriers fixes sur lesquels le malade prend, avec ses pieds, un point d'appui solide. Deux câbles en caoutchouc (tendeurs d'aviation) sont fixés d'une part au siège et d'autre part, à l'extrémité supportant les étriers. Le mouvement de va et vient est produit par la traction se réfléchissant sur les poulies A et B passant sous l'appareil, se réfléchissant sur la poulie C pour se fixer enfin à la partie postérieure du siège qui, le mouvement terminé, revient à son point mort par une légère inflexion en avant du corps et l'action des tendeurs élastiques.

On peut très facilement trouver dans les dépôts un ou deux ouvriers adroits capables de fixer et monter

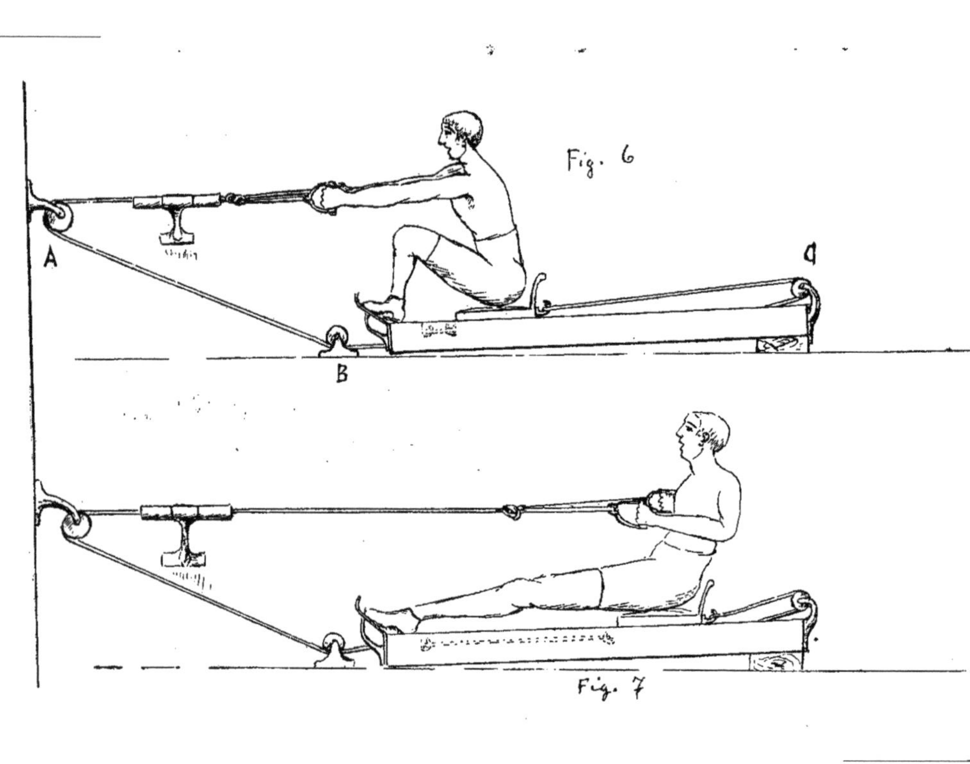

Fig. 6

Fig. 7

ces appareils. La main d'œuvre ne coûtant rien, voici exactement le prix de revient de l'installation :

Quincaillerie (poulies, fil de fer, pitons, cordelettes, etc.)	30 fr. 75
Une vieille bicyclette	15 fr. »
Une roue de rechange en fer avec bandage caoutchouc plein	10 fr. »
Appareil de support et fixation de la bicyclette	5 fr. 75
Un Zofri exerciser	23 fr.. 40
Deux rouleaux pâtisserie	2 fr. 90
Fourniture de bois	4 fr. 70
Un pied de machine à coudre	5 fr. »
Total	97 fr. 50

La présence au Camp d'une école militaire d'Aviation nous a permis, grâce à l'obligeance du Lieutenant de vaisseau Lefranc, Commandant de l'Ecole, de disposer de débris d'appareils brisés dans les chutes (vieux tendeurs, patins d'atterrissage, siège, etc.).

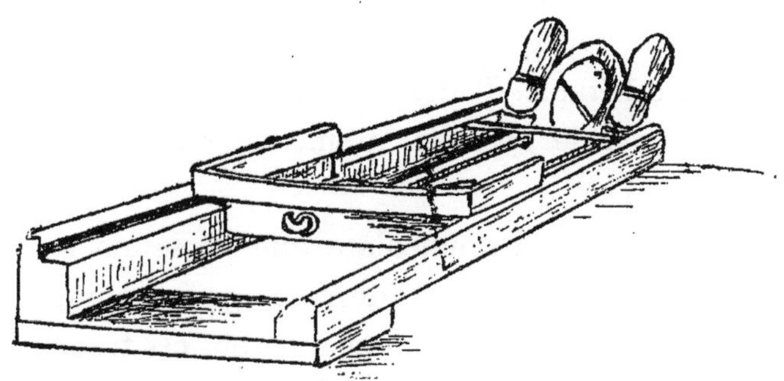

FONCTIONNEMENT DU SERVICE

Chaque entrant est examiné avec soin, le diagnostic est inscrit sur une fiche conforme au modèle adopté pour toute la 8me région de même que les diverses mensurations et le traitement.

Tous les dix jours, les observations et les variations (mensurations, dynamomètre, ampliation des mouvements, etc.) sont inscrites au verso et dans les colonnes réservées à cet effet.

Un Maréchal-des-Logis tient un registre d'appel et un cahier où les incidents journaliers, les modifications de traitement, sont notés pour chaque malade. Trois masseurs, dressés par nous, sont chargés de procéder au massage d'après les indications données.

Ils ont mission aussi de surveiller étroitement les hommes pendant les exercices et les obligent à faire les mouvements prescrits *avec toute la correction possible. En aucun cas, les malades ne sont livrés à eux-mêmes.* Nous accordons au massage la plus grande importance ; il est, bien appliqué, le complément indispensable de la mécanothérapie. Il doit être fait, dans certains cas difficiles, par le médecin lui-même, ou sous sa surveillance.

Outre son utilité immédiate que personne ne peut contester, il permet au médecin d'agir psychiquement car il ne faut pas perdre de vue que tous ces traumatisés sont devenus plus ou moins névropathes. L'appréhension de la douleur les rend aussi timorés et maladroits. Une véritable ré-éducation musculaire est souvent nécessaire, il faut savoir être persuasif et intéresser le malade aux progrès de sa guérison.

Dans cet ordre d'idées, la tâche du médecin sera plus particulièrement délicate et difficile quand il s'agira de ceux, qui ne *veulent* pas guérir, qui cultivent leurs infirmités pour des motifs immédiats : (maintien au dépôt) ou lointains *(l'indemnité)*.

Craignons qu'après la guerre, la sinistrose de Brissaud ne fleurisse avec intensité.

C'est à nous, médecins, qu'il importe en aidant nos blessés à guérir aussi complètement que possible, de sauvegarder la morale et les intérêts de l'Etat.

Camp d'Avord, le 19 *Mars* 1915.

BOURGES. — IMP. Vve TARDY-PIGELET ET FILS

www.ingramcontent.com/pod-product-compliance
Ingram Content Group UK Ltd.
Pitfield, Milton Keynes, MK11 3LW, UK
UKHW020551230726
13925UKWH00006B/2525

9 782019 241100